I0074755

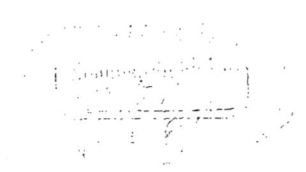

719

DÉPÔT LÉGAL
(Bouches du Rhône)
91°
185

RECHERCHES

SUR LA

PHYSIOLOGIE PATHOLOGIQUE DU CHOLÉRA

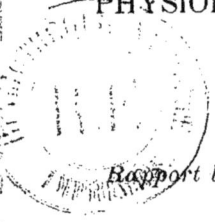

*Rapport lu à la Société Nationale de Médecine de Marseille,
le 13 novembre 1884, par le D' Poucel.*

Après la publication des travaux de la Commission
nommée par la Société Nationale de Médecine de Marseille, dans un rapport qui vient de recevoir les honneurs
de l'Académie, MM. A. Sicard et Poucel, secondés, pour
les études micrographiques, par M. Taxis, qui faisaient tous
trois partie de cette Commission, ont continué leurs recherches, non plus au point de vue de la nature de l'agent
cholérigène, mais au point de vue de son mode d'action sur
l'organisme ; en un mot, ils se sont attachés à éclairer le
point important de la physiologie pathologique du choléra.

Partant de cette idée éminemment philosophique, qui
n'est partagée, *aujourd'hui*, que par l'infime minorité des
médecins, à savoir : *que la maladie ne commence jamais
par une lésion figurée* et que le principe *corpora non
agunt nisi soluta* qui règle la dynamique des corps bruts,
ne trouve pas une exception dans la dynamique biologi-
que, nous nous sommes demandé si les lésions macrosco-
piques, aussi bien que les lésions globulaires du sang, en
particulier, (auxquelles nous attribuons une très grande

importance au point de vue du diagnostic et du pronostic de la maladie), si ces lésions sont primitives ou secondaires ; si elles résultent, en un mot, de l'action directe de l'agent cholérigène sur l'organisme, comme s'il y avait combinaison entre cet agent et l'hémoglobine de façon à former un globule malade qui deviendrait un agent toxique pour l'organisme ! ou si elles sont seulement l'effet d'un trouble fonctionnel.

La première question dont la solution s'imposait était de savoir si on ne pourrait faire produire ces lésions globulaires expérimentalement et par un organisme sain. C'est ce que nous avons tenté en sacrifiant une série de lapins et en examinant leur sang à de courts intervalles dans les principaux viscères. Nous avons pu constater que sur tous les lapins, suivant la quantité du sérum et suivant la température du milieu, les globules subissent une altération absolument semblable à celle du choléra, au bout de 30 à 40 minutes dans les capsules surrénales, au bout de 8 à 12 heures dans le foie et dans la couche corticale du rein. Dans la rate l'altération du sang est toute différente.

Nous avons pu constater également sur des chiens et des lapins que l'on obtient la même diffluence de l'hémoglobine lorsqu'on ralentit ou que l'on entrave la circulation capillaire dans des tissus vivants, ou bien lorsqu'on mélange avec du sang normal de la raclure de capsule surrénale.

Il devenait donc évident que le phénomène du ramollissement et de la dissolution de l'hémoglobine est un phénomène qui peut être produit par des organes sains, et peut-être par tout élément cellulaire vivant, mais surtout par ceux qui jouent un rôle hémopoïetique spécial (nous ne disons pas un rôle destructeur, car la rate, chargée spécialement de la destruction des globules rouges, est peut-être le viscère où ils subissent le moins l'altération qui nous occupe).

En présence de ces résultats, le problème n'avait que deux solutions possibles :

I. — Les lésions globulaires sont-elles le résultat du passage anormal dans le sang d'un produit normal de l'organisme ? Et le cholérique s'empoisonnc-t-il lui-même par défaut d'élimination de ce produit ?

II. — Ces lésions globulaires sont-elles le résultat d'un trouble mécanique de la circulatation qui réaliserait sur le malade les conditions voulues de stase capillaire ?

I. — L'expérimentation a répondu à ces deux questions.

Dans une première série de recherches nous avons injecté à des lapins :

1° De la bile normale (1).

1ᵉʳ octobre 1884. — Injection de 1 centimètre bile saine dans la jugulaire. Convulsion et mort instantanée.

L'examen au microscope de la bile injectée à ce lapin, nous a montré une masse d'organismes unicellulaires, de forme elliptique allongée mesurant de 0, 030 à 32 + 0, 0 12 à 16 contenant une masse centrale granuleuse dans un liquide hialin, ou bien dans d'autres le contenu est d'un brun jaunâtre, dans lequel on voit de 2 à 10 corps sphériques d'aspect gras ou huileux.

2° De la bile de cholérique.

5 octobre, à midi. — Injection dans la veine jugulaire de 2 centimètres cubes sérum artificiel, contenant un huitième bile de cholérique.

Mort le 10 octobre vers midi ; à 5 heures du soir autopsie. Cœur plein de sang fluide ; l'intestin contient une très grande quantité de liquide muqueux, jaunâtre, poisseux ; pas des crottins, tout est réduit en purée. La vésicule biliaire est très développée.

Dans un cas la mort fût instantanée et s'est produite au milieu de convulsions cloniques violentes, l'examen microscopique de la bile injectée nous y fit découvrir la présence de grandes cellules de forme elliptique mesurant 0^{mm}, 030 + 0,012.

----

(1) Nous avons pratiqué trois fois la ligature du cholédoque sans produire aucun symptôme cholérique.

3° De la *pilure* de foie filtrée.

1er octobre. — Injection jugulaire de 2 centimètres cubes foie sain délayé dans sérum artificiel et filtré.

Mort le 6 octobre, à 1 heure de l'après-midi.

Autopsie. Cœur très développé, oreillettes gorgées de sang violacé et très fluide, vessie complètement vide, contenu intestinal liquide, de couleur jaunâtre et filant ; injection du mésentère, bile dans le contenu intestinal, qui est très fluide.

1er octobre. — Injection de 2 centimètres cubes dilution dans sérum artificiel de foie du lapin mort le matin. Celui-ci avait reçu une injection de substance cérébrale.

Mort dans la nuit du 5 au 6 octobre dans un marasme complet.

Autopsie. Cœur violacé, les oreillettes très dilatées contiennent, ainsi que les ventricules, quantité de sang très foncé, la vésicule biliaire est pleine de bile fluide.

Foie gros injecté, les reins sont très développés et piquetés de taches blanches.

Estomac presque vide, de même que le colon transverse, qui contient une purée verdâtre; liquide diarrhéique jaune dans tous les intestins, un peu d'urine décolorée dans la vessie.

Le sang du foie présente au microscope l'aspect du sang de cholérique ; il existe, dans le sang du cœur, des plaques d'hémoglobine ramollie (1).

6 octobre. — Injection à 4 heures et demie du soir de foie de lapin délayé dans sérum artificiel ; le 7 octobre température rectale, 42 degrés.

Mort le huit, à 9 heures du matin.

Autopsie à 10 heures 3/4. Quantité de sérum-citrin dans le péricarde ; cœur distendu par un sang fluide, un peu de liquide fortement coloré par la bile dans le duodénum ; vessie vide. Le foie pèse 70 grammes.

Rien à noter dans l'examen microscopique du sang.

8 octobre. — A 9 heures du matin, injection dans la jugulaire de 2 centimètres 1/2 foie de cholérique dilué dans serum artificiel.

Mort le 10 octobre, huit heures du matin.

Autopsie. Cœur moyennement distendu; oreillettes distendues par du sang légèrement coagulé, pas de liquide dans le péritoine;

---

(1) Ainsi que nous l'indiquons plus haut, ce résultat est normal, il est dû aux temps qui s'est écoulé entre la mort et l'examen.

vessie vide, reins un peu injectés, foie granuleux, vésicule biliaire très développée et de couleur verte. le lobule de Spigel est atteint de dégénérescence graisseuse ; le foie pèse 67 grammes. Point de crottins dans les intestins, sang dans le duodénum.

L'examen microscopique du sang pris dans le foie nous présente des globules ramollis, déformés, malgré quantité de sérum, ils ne se mettent pas en profil et leur dépression centrale est effacée.

8 octobre. — A 9 heures 1/2 du matin, injection dans la jugulaire de 2 centimètres foie de cholérique dilué dans sérum artificiel.

Mort le 11 octobre matin.

Autopsie. Sang fluide dans l'oreillette droite, coagulé dans les veines, caillot fibrineux dans la veine cave inférieure ; injection considérable des poumons ; foie petit, faiblement granuleux par le fait de la rétraction des vaisseaux ; poids 50 grammes ; vésicule biliaire énormément distendue; crottins durs dans l'intestin grêle, matières épaisses et verdâtres dans le duodenum ; vessie vide.

4° De la *pilure* de capsule surrénale.

5 octobre. — A 10 heures 3/4. matin ; injection dans la veine jugulaire d'une solution de capsule surrénale normale pilée dans sérum artificiel, quelques gouttes ont été injectées.

Mort le 7, dans la nuit.

Autopsie. Péricardite récente, vésicule biliaire développée et de couleur foncée, injection du péritoine, abondante diarrhée jaune et blanche dans les intestins, émaciation considérable, vessie complètement vide.

L'observation microscopique décèle dans le sang une grande quantité de granulations semblables à la pancréatine ; rien de spécial dans la vésicule biliaire.

5 octobre. — A 11 heures du matin, injection dans la veine jugulaire de 2 centimètres solution de capsule surrénale normale délayée dans sérum artificiel.

Nous examinons au microscope le sang de ce lapin, le 6, à 4 heures 1/2 de l'après-midi : fibrine mise en liberté, disposition particulière des globules à se montrer sur le côté.

Mort dans la nuit du 6 au 7 octobre.

Autopsie dans la matinée du 7. Cœur violacé marbré de blanc, sang fortement coloré ; grand développement de la vésicule biliaire ; caillot dans la veine porte de même que dans tout le système veineux supérieur et inférieur ; à peine quelques gouttes d'urine dans la vessie, rate grosse et injectée, reins violacés. liquide sanguinolent dans les intestins.

Nous trouvons une teinte spéciale au foie, qui est plutôt rosé et ramolli.

Le microscope montre qu'il y a diminution des globules rouges.

5° De la pancréatine.

Le 5 octobre 11 1/4 du matin. — Injection dans la jugulaire de 2 centimètres cubes, dilution de pancréatine dans du sérum artificiel.

Mort le 7 entre 6 et 10 heures du matin, autopsie à 11 heures, L'oreillette gauche est gorgée d'un sang liquide très foncé, on en trouve aussi dans le péricarde.

Foie rouge brun; vésicule biliaire très développée, contenant un liquide brun foncé, engorgement de la rate; légère péritonite, beaucoup de bile et de liquide blanchâtre filant dans tous les intestins.

6° De la pilure de pancréas filtré.

Le 8 octobre après midi. — Injection dans la jugulai e de 3 centimètres, dilution de pancréas cholérique dans sérum artificiel.

Mort le 10 matin. Autopsie. — Oreillettes distendues par du sang coagulé, estomac vide, de même que la vésicule. Foie pesant 73 grammes ; veines mésentériques contenant peu de sang, mucus jaune dans le duodénum, pas de matières dures dans l'intestin.

8 octobre. Injection dans la jugulaire de 2 centimètres dilution pancréas cholérique dans sérum artificiel.

Mort dans la nuit du 9 au 10 — Autopsie. Oreillettes distendues par du sang coagulé, caillots dans la veine porte ; vésicule biliaire presque vide . poids du foie 77 grammes : liquide citrin dans les intestins ; vessie vide.

7° De la pilure de cerveau filtrée.

29 septembre 1881. — Injection à 4 heures 3/4, substance cérébrale (partie latérale du bulbe et de la protubérance) diluée dans eau distillée 1/2 centimètre. Cette substance cérébrale provient d'un cholérique mort le dixième jour.

Le 1er octobre, ce lapin n'avait uriné ni fait aucune déjection dans la matinee, il a eu la diarrhée dans l'après-midi

2 octobre. — Pris à midi du sang dans les oreilles, l'examen microscopique nous montre : pas de diminution remarquable dans le sérum, une orientation incomplète des globules à l'empi-

lement, diminution de la faculté des globules à se créneler ; formation angulaire très-caractérisée, faisceaux fibrineux bien apparents partout.

A 3 heures 1/2 de l'après-midi, ce lapin est sur le flanc, il a toujours la diarrhée. dans laquelle on a observé au microscope des bâtonnets. Mort à 5 heures du soir.— Autopsie. Le cœur, les ventricules, les oreillettes et le péricarde sont gorgés d'un sang noir, l'examen microscopique de ce sang nous présente le même état que celui relaté ci-dessus, le foie est en bon état, la vésicule biliaire très dilatée et gorgée de liquide vert foncé, un peu d'urine sanguinolente dans la vessie.

A dix heures du matin, le 3 octobre (17 heures après la mort) le sang du foie présente au microscope un aspect cholérique, rien dans le sang de l'oreillette droite, du cerveau, ni dans la bile.

Dans la rate les globules rouges sont ramollis et les blancs très abondants.

Ramollissement complet et fonte des globules rouges dans les reins et les capsules surrénales. Rien dans les glandes salivaires.

29 septembre 1884. — Injection à 4 heures 1/2 du soir, substance cérébrale de cholérique, partie latérale du bulbe et de la protubérance dans eau distillée 1 centimètre 1/2. Mort le 1ᵉʳ octobre dans la nuit.

Autopsie, 10 heures du matin. Cœur très développé, caillot dans les oreillettes et les deux ventricules, sang coagulé couleur groseille dans les autres vaisseaux.

Vésicule biliaire très développée, léger épanchement de bile dans l'estomac ; vessie vide. Rien de spécial dans l'intestin.

Examen microscopique.

Rien de particulier dans le sang du cœur ; celui du foie a l'aspect cholérique, il est normal dans les veines sus-hépatiques.

Injection, à 4 heures 1/4 soir, de 2 centimètres cubes de la partie latérale du bulbe de lapin délayé dans du sérum artificiel.

2 octobre à 3 heures 1/2, ce lapin est très affaibli, mort le 5 octobre, avec de légères convulsions,

Autopsie. — Oreillette droite ayant acquis un volume considérable, a été ouverte laissant échapper beaucoup de sang noir.

La visicule biliaire est très développée et contient de la bile foncée :

Rien dans l'intestin.

L'examen microscopique nous montre le sang du foie altéré et contenant quantité de granulations, le sang des reins a l'aspect de celui du foie, quantité de globules blancs, nombreuses granulations dans la partie liquide.

4 heures 1/2 soir. Injection jugulaire droite d'une solution de cerveau de lapin sain, délayé dans sérum artificiel (partie latérale du bulbe), 2 centimètres cubes.

2 octobre à 4 heures 1/2. Ce lapin est très malade.

3 octobre, il a un peu mangé.

Mort le 13 octobre dans la nuit.

Autopsie. — Amaigrissement complet; plèvre tout à fait desséchée, cœur très développé de couleur violacée, les oreillettes sont gorgées de sang, caillot noir dans la veine cave. poumons très injectés, vésicule biliaire peu remplie, foie très foncé, le sang artériel est fluide, les reins violacés, injection de tout le système vasculaire intestinal, pas de crottins, ils sont dilués dans beaucoup de mucosités; tympanite, péritoine très injecté.

La vessie contient peu de liquide.

8° Une solution d'acide oxalique.

5 octobre 1884, 10 heures 1/2 du matin. — Injection dans la jugulaire de 2 centimètres cubes acide oxalique dissous dans sérum artificiel à 40 p. %.

Mort le 18 octobre dans la nuit en mangeant et venant du corps; ce qui nous fit penser à une mort subite.

Autopsie. — Vaste collection purulente dans la région cervicale antérieure; poumons exsangues, ventricule droit moyennement distendu par un coagulum et de la sérosité. — Sang très-fluide, couleur gelée de groseille très-claire dans les deux oreillettes ; cœur rosé.

Foie granulé, plissé et décoloré, vésicule biliaire contient très-peu de sérosité sanguinolente; dans la veine porte, sang rosé avec de petits caillots; bouillie splénique diffluente ; reins pâles; sang très-fluide dans les veines mésentériques ; crottins ramollis.

Le duodenum contient un mucus jaune et un peu riziforme, très peu de liquide dans l'intestin.

9° Une solution du diastase.

Injection le 24 octobre à 5 heures 3/4 de l'après-midi 2 centimètres cubes sérum-artificiel, contenant 10 centigrammes de diastase, dans la jugulaire gauche.

Température, le 26 à 9 heures 3/4 du matin, 40 degrés, 7 dixièmes.

Le sang examiné au microscope montre une augmentation considérable de globules blancs, ramollissement des globules rouges avec adhérence, présence de corps globuleux.

27 octobre, à 10 heures du matin, cet animal a des convulsions; il ne peut se tenir sur ses pattes et meurt sous nos yeux à 10 heures 1/4

Le matin nous avions examiné le sang au microscope, il avait l'apparence du sang de cholérique en désorganisation, couleur groseille pourrie, disparition des corps globuleux, sérum normal comme quantité.

Ce lapin était émacié au dernier degré, et s'est refroidi en très-peu de temps.

Ramollissement du cœur qui est gros en diastole et pointillé de taches blanches et violacées ; épanchement de sang dans le péricarde, les plèvres sont sèches, les oreillettes distendues par un sang abondant.

Les poumons sont ratatinés, le lobe inférieur droit est hépatisé.

Peu d'urine dans la vessie ; intestins très-poisseux. Vésicule biliaire contractée et contenant très-peu de liquide décoloré. Foie violacé, contenu intestinal jaune, muqueux et filant. Quelques crottins dans la partie inférieure de l'intestin, les reins sont décolorés.

Examen microscopique.

Les globules roulent et ne se crénellent pas, formation de réticulum fibrineux abondant dans le sang de la partie de poumon hépatisée; les globules blancs sont très-nombreux et les autres ramollis.

Le foie montre les globules rouges ramollis, les globules blancs sont presque aussi nombreux que les rouges ; petits corps globuleux provenant probablement des globules blancs.

Toutes ces expériences nous ont démontré que les lésions globulaires ne sont pas dues au passage dans le sang de tel ou tel principe excrémentitiel ou récrémentitiel normal, et que le choléra n'est pas un empoisonnement par la diastase, la bile, le suc pancréatique, leurs sels ou leurs ferments.

II. — Dans l'étude du sang des cholériques, un fait important doit être noté chez ceux surtout atteints de formes rapides, c'est que tous les globules ne subissent l'altération dont nous avons parlé *ni en même temps, ni au même degré,* aussi, dans les cas foudroyants, peut-on voir des globules tout à fait malades à côté de globules tout à fait sains (en apparence du moins et l'on peut suivre pas à pas les progrès du mal et annoncer l'approche de la mort par les progrès des altérations globulaires. L'objection que les globules n'ont pas le même âge ne nous paraît pas devoir être invoquée dans une maladie où la fonction hémopoïétique doit être probablement abolie.

Cette lésion globulaire n'étant pas *simultanée* mais bien *successive* il fallait éloigner l'idée d'une action générale et directe sur les globules (car dans ce cas tous les globules auraient subi une altération *simultanée* et *progressive*), et il était logique de penser qu'elle devait s'accomplir dans tel ou tel organe et se généraliser au fur et à mesure que de nouvelles quantités de sang restaient, le temps voulu, emprisonnées dans ces organes par le fait de la stase capillaire (1).

Pour réaliser ces modifications dans la circulation générale nous avons entrepris de nombreuses expériences inspirées par les recherches de Ludwig et Cyon qui avaient établi qu'il existe un rapport constant et inverse entre la tension du sang dans l'abdomen d'une part et sa tension dans la circulation générale de l'autre ; de telle sorte que toute action vaso-dilatatrice exercée par le plexus solaire est suivie d'anémie générale tandis que son action vaso-constrictive chasse le sang de l'abdomen vers les autres organes.

1re Série. — Ligature des branches afférentes au plexus solaire (des deux côtés).

(1) C'est l'altération de l'hémoglobine, disons-le en passant, qui produit cette sorte d'ictère hémaphéique que nous signalons chez les cholériques, depuis le début de l'épidémie, et qui rend bien compte de la nature des déchets protéiques que contiennent leurs urines quand la convalescence survient. Nous avons en traitement une malade atteinte d'ictère hémaphéique.— L'examen de son sang nous a permis de constater le ramollissement et la dissolution d'une partie des globules rouges, la tendance *exagérée* des autres à l'empilement, l'absence complète des crénelures, la diminution très considérable des globules blancs et l'absence de réticulum fibrineux.

Le 7 octobre à midi, nous avons fait la ligature de la plupart des branches afférentes aux ganglions sémilunaires du plexus solaire des deux côtés ; huit minutes après, la température prise a donné 35 degrés 9/10. Quatre hueres après l'opération, qui a été faite sans effusion de sang, nous examinons le sang au microscope ; on y trouve : diminution du sérum, tendance des globules rouges à adhérer à la plaque de verre.

Mort le 8 octobre avant 7 heures du matin.

Autopsie. — Cœur très gros, rempli de sang caillé, distension énorme de l'oreillette droite, ventricule droit en dyastole contenant un caillot; péritonite ; poumon, très congestioné à droite et exsangue à gauche : vessie vide , injection passive du mésentère, injection du pancréas ; épanchement considérable de bile, caillots dans toutes les veines ; quantité énorme de sérosité dans les intestins, purée blanche riziforme dans le duodenum, foie granuleux, vésicule biliaire moyennement distendue.

Microscope. — Altération profonde des globules du sang qui tendent à la forme sphérique, par absorption du liquide ambiant.

Ligature le 8 octobre à 5 heures du soir du plexus solaire des deux côtés. Température à 6 heures 1/2 du soir 40 degrés 1/10.

Mort le 9 octobre à 7 heures du matin.

Autopsie. — Adhérence de l'épiploon et du colon transverse à la plaie des parois, péritonite, liquide citrin dans le péritoine , injection passive du mésentère ; les deux oreillettes très distendues par un sang caillé noir (l'animal est encore chaud), ces caillots se prolongent dans les vaisseaux. Foie granuleux, vésicule biliaire gorgée de bile verte, bien que le canal cholédoque ne fut pas compris dans la ligature.

Liquide duodenal riziforme, pas de crottin, invagination double dans le jejunum. Vessie vide.

— Ligature du plexus solaire des deux côtés à 11 heures du matin avec une élastique, 9 octobre, température 38 degrés 8/10 à 5 heures du soir.

Mort le 10 au matin.

Autopsie. — Cœur peu dilaté, oreillettes et vaisseaux remplis de caillots, sérosité sanguinolente dans les plèvres, congestion pulmonaire double ; injection passive dans le mésentère, un peu de liquide dans le péritoine. Foie grannleux pesant 51 grammes, vésicule biliaire moyennement remplie, (la ligature a évité le canal choledoque); point de crottins dans l'intestin , ils sont ramollis; purée riziforme dans le duodenum légèrement teintée de bile, peu de liquide dans la vessie.

2° Ligature des filets afférents au ganglion sémilunaire droit.

10 octobre, à 2 heures de l'après-midi, passé une anse de fil de caoutchouc, embrassant les filets nerveux afférents au ganglion sémilunaire droit.

Mort le 11, de 7 à 8 heures du matin.

Autopsie — Le péricarde contient un peu de liquide citrin; dans les deux plèvres, surtout à droite, liquide séro-sanguinolent. Oreillettes très-distendues, sang coagulé dans les veines et liquide dans les artères. Les deux poumons sont exsangues, de même que le foie qui est granuleux; la vésicule biliaire est moyennement distendue par un liquide sanguinolent; contenu du duodenum et des intestins séreux vert avec de nombreux grumaux riziformes, le foie pèse 56 grammes; un peu de liquide dans le péritoine.

Vessie complètement vide. Microscope. Le sang pris dans le cœur en systole présente des globules ramollis.

La température de ce lapin à 5 heures 3/4 soir, le 10 octobre, était de 37 degrés 7 dixièmes.

Le 10 octobre, à 2 heures 1/4 de l'après-midi, nous passons une anse de fil en caoutchouc embrassant les filets afférents au ganglion semilunaire droit.

Mort le 11 octobre, de 9 à 10 heures du matin.

Autopsie. Cœur en systole, un peu de liquide sanguinolent dans le péricarde, oreillettes distendues par du sang coagulé, il l'est moins dans les artères, poumons normaux, mais un peu de liquide dans la plèvre Le foie, qui est un peu injecté, pèse 51 grammes ; la vésicule biliaire est distendue par une sérosité sanguinolente.

Sérosité riziforme et mucus dans le duodenum ; l'intestin grêle est rempli de matières liquides, quelques crottins ramollis baignent dans un liquide abondant Vessie vide.

Température de ce lapin, prise le 10 octobre à 5 heures 3/4 du soir, 39 degrés 6 dixièmes.

3° Ligature des nerfs afférents au ganglion sémilunaire gauche.

A 5 heures 1/4 du soir, le 10 octobre, anse de fil en caoutchouc embrassant les nerfs afférents au ganglion sémilunaire du côté gauche.

A 5 heures 1/2, la température de ce lapin était de 39 degrés 6 dixièmes.

Mort le 11 octobre matin.

Autopsie. Hémorrhagie dans le tissu cellulaire sous-cutané de la région thoracique ; sérosité sanguinolente dans les deux plèvres ; plus considérable et plus rouge du côté gauche que du droit. Cœur en diastole , gorgé de saug noir et coagulé ; veines coronaires distendues ; foie granuleux pesant 61 grammes, vésicule biliaire très-distendue par bile normale, un peu de liquide sans crottins dans les intestins, gaz intestinaux. Les reins sont diminués de volume et la vessie presque complètement vide.

— Ligature à 5 heures du soir, le 10 octobre, des filets nerveux afférents au ganglion semilunaire gauche.

A 5 heures 3/4 du soir, la température est de 39 degrés 6 dixièmes.

Mort le 11 octobre, un peu plus tard que le lapin précédent.

Autopsie. Hémorragie dans le tissu cellulaire sous-cutané de la région thoracique, plèvres tout à fait desséchées, poumon rétracté, foie exsangue grenu, pèse 51 grammes, vésicule biliaire moyennement distendue par un liquide sanguinolent ; sang coagulé dans les vaisseaux veineux, le sang des artères a le même aspect noir que celui des veines.

On trouve dans l'intestin grêle, à la partie inférieure, quelques matières durcies nageant dans un liquide abondant, purée riziforme dans le duodenum ; le péritoine est desséché et poisseux.

Les oreillettes et le ventricule droit sont gorgés de sang noir, qui est plus fluide dans le côté gauche et a moins de caillots, un peu de liquide sanguinolent et louche dans la vessie.

— Le 13 octobre, à 10 heures du matin, anse élastique embrassant les nerfs afférents au ganglion semilunaire gauche avec caoutchouc.

Mort le 14 octobre. Dans la nuit du 13 au 14 ce lapin a eu des convulsions.

Autopsie à 10 heures du matin. — Sécheresse du péricarde et des plèvres, sang absolument coagulé dans la veine cave supérieure, l'aorte et tous les vaisseaux ; un peu plus fluide dans les artères, oreillette droite distendue, le ventricule droit est en dyastole et rempli de caillots, le cœur gauche, également en dyastole, contient un sang plus fluide ; foie décoloré, exsangue, pesant 67 grammes ; vésicule biliaire distendue par une bile en voie de décoloration (de couleur foncée dans la partie supérieure et sanguinolente dans l'inférieure), un peu de sérosité dans le péritoine, adhérence du lobe gauche du foie aux parois abdominales, quelques crottins durs dans les intestins.

L'intestin grêle et le duodenum, dilatés, sont remplis d'un liquide riziforme séreux, abondant surtout dans le duodenum et légèrement teinté de jaune dans le reste de l'intestin. Sang coagulé dans toutes les veines, un peu fluide avec caillots dans l'aorte ; vessie complètement vide.

La température de ce lapin, le 13 octobre, était de 38 degrés 7 dixièmes.

Examen microscopique. Ramollissement des globules du sang, il n'y en a pas de crénelées; plaques de dissolution de l'hémoglobine; *il coule en lave.*

— Ligature le 13 octobre, à 10 heures 1/4 du matin, de la plupart des filets nerveux afférents au ganglion semilunaire gauche avec caoutchouc.

Température 39 degrés 4 dixièmes.

Mort le 14 octobre, dans la nuit, avec convulsions ou crampes.

Autopsie dans la matinée. — Sécheresse complète des plèvres et du péricarde, un peu de congestion passive à la base du poumon droit, cœur en dyastole, caillots dans tous les vaisseaux artériels et veineux, plus fluides dans les artères; caillot dans le ventricule droit. Sang veineux très foncé dans le foie ; sur certains points du foie on voit les lobules hépathiques bien dessinés ; la vésicule biliaire est modérément distendue par de la bile foncée ; le foie pèse 94 grammes.

Péritoine sec et poisseux ; le duodenum contient une purée jaune, pas de crottins durs; tympanité considérable; vessie, très-peu d'urine.

Microscope. — Ramolissement des globules du sang, il n'y en a point de crénelés, plaques de dissolution de l'hémoglobine, *il coule en lave.*

— Ligature le 13 octobre, à 5 heures de l'après-midi, de la plupart des filets terminaux pneumo-gastriques gauches afférents au ganglion semilunaire avec du caoutchouc.

Température, le matin du 15 octobre, 41 degrés 4 dixièmes, le sang vu au microscope montre l'empilement des globules.

Le 16 octobre, à 10 heures du matin, la température est de 39 degrés 3 dixièmes, nous constatons de l'amaigrissement et de la diarrhée, le microscope nous présente un léger ramollissement des globules, mais seulement par plaques.

Mort le 16 octobre à midi et demi.

Autopsie. Les altérations de l'intestin et du sang sont identiques en tout point aux deux observations précédentes. Vessie vide. Foie plus granuleux que les précédents et teinte plus pâle des cellules hépatiques.

Le 14 octobre, à midi, ligature avec caoutchouc du pneumogastrique gauche, près du ganglion semilunaire.

A 4 heures 1/2. la température de l'animal est de 38 degrés 2 dixièmes.

A 5 heures 1/2 du soir, le sang est d'uné couleur plus foncée et ses globules se ramollissent

Mort le 15 octobre, dans la nuit, avec crampes ou convulsions.

Autopsie. Chairs musculaires absolument desséchées ; sécheresse des plèvres, très peu de liquide dans le péricarde, état poisseux et glutineux du péritoine. Cœur en dyastole, caillot noir surtout dans le coté droit ; poumon un peu congestionné, foie grenu, vésicule biliaire contenant un liquide rougeâtre, très-peu d'urine dans la vessie; les crottins déjà formés se sont ramollis, le duodenum contient un liquide riziforme mêlé d'un peu de bile, matières liquides dans le gros intestin, gaz abondants.

Le 15 octobre, à 6 heures du soir, nous faisons avec un fil de caoutchouc la ligature des branches afférentes au plexus solaire du côté gauche.

Ce lapin est mort le 16 octobre. à 8 heures du matin.

Autopsie. Sécheresse des plèvres et du péricarde, congestion passive à la base du poumon droit, cœur en dyastole, caillots dans tous les vaisseaux artériels et veineux, caillot distendant le ventricule droit.

Sur certains points du foie. nous trouvons les lobules hépathiques bien dessinées, vésicule biliaire modérément distendue par de la bile foncée. Poids du foie, 50 grammes, péritoine sec et poisseux ; on trouve dans le duodenum une purée jaunâtre sans crottins durs, et un liquide jaune filant dans tous les intestins ; tympanite légère ; la vessie est vide; les globules du sang sont ramollis point de crénelés, il y a des plaques de dissolution d'hémoglobine et coule en lave.

Le 15 octobre, à 6 heures 1/4 du soir, nous lions avec un fil de caoutchouc la plupart des filets terminaux du pneumo-gastrique afférents au ganglion semilunaire gauche.

Mort le 16, à 8 heures du matin.

Autopsie. Sécheresse du péricarde et des plèvres, on trouve le sang tout à fait coagulé dans la veine cave supérieure. l'aorte et tous les vaisseaux, il est plus fluide dans les artères , Cœur en diastole et gorgé de sang.

Foie décoloré et exsangue, pesant 68 grammes ; vésicule biliaire distendue par une bile en voie de décoloration.

Le péritoine est sec et poisseux, purée jaune dans le duodenum, et les intestins, point de crottins ; intestin distendu, vessie, vide.

Nous constatons à l'examen microscopique le ramollissement des globules du sang, dont aucun n'est crénelé, plaques de dissolution d'hémoglobine ; il coule en lave.

A 5 heures 3/4 du soir, le 15 octobre, ligature sur un chien de la plupart des filets du pneumo-gastrique gauche afférents au ganglion sémilunaire, avec élastique au niveau du cardia.

Stupeur le 16, à 11 heures du matin.

Mort dans la nuit du 17 au 18 octobre.

Autopsie à 4 heures du soir, le 18. Peu d'épanchement pleural des deux côtés, péricarde sec et injecté, cœur et ventricule droits surtout gorgés de sang noir et coagulé, caillots se prolongeant dans les veines — distension excessive des veines coronaires.

Quelques branches du pneumo-gastrique gauche sont seules comprises dans la ligature.

Foie a le même aspect granuleux observé chez les lapins, lobules hépathiques dessinés par le réseau inter-lobulaire exsangue qui contraste avec la coloration du lobule ; vésicule biliaire distendue par une bile normale.

Injection des intestins et du mésentère ; liquide sanguinolent et séreux dans l'intestin grêle, riziforme dans le duodenum ; plaques hémorrhagiques dans les tuniques de l'intestin grêle et surtout dans le réseau sous-muqueux ; vessie complètement rétractée.

Faible injection des poumons

Microscope. Le sang pris dans le tissu musculaire de la pointe du cœur, présente des globules ramollis avec plaques et ceux pris dans le foie sont entièrement ramollis, et coule en lave.

(1) Nous avons également lié la grande veine mezaraïque.

Le 5 octobre, ligature de la veine grande mezaraïque, à 10 h. 1/2 du matin. Mort une demi-heure après, avec dyspnée, crampes, secousses tétaniques dans les membres et refroidissement.

Ce lapin, qui avait eu une déjection de crottins au moment de l'opération, a poussé des selles liquides avant de mourir.

Autopsie. — Hémorrhagie intestinale considérable avec caillots dans l'intestin grêle ; distension vasculaire, grande quantité de matières liquides dans le gros intestin et l'intestin grêle, le contenu du duodenum est séreux

4° Anse élastique jetée sur le grand sympathique gauche à la région cervicale.

Ligature du grand sympathique au côté gauche, cou avec fil.
— 22 octobre

Mort le 26 à 6 heures du matin.

Autopsie. — Plaie du cou complétement réunie, il est mort avec crampes ou convulsions ; sécheresse du péricarde et des plèvres ; cœur gauche décoloré retracté, contenant très peu de sang ; les veines et les artères sont gorgées de sang coagulé, les oreillettes sont presque vides, le poumon décoloré, la vésicule biliaire très développée ; les reins pâles, il en est de même du foie ; diarrhée séreuse et blanche comme dans les précédentes observations, contenu intestinal peu abondant ; intestin rétracté.

L'étude microscopique du sang nous montre les globules à l'aspect normal, mais très grande quantité de batonnets de petite dimension.

Le 22 octobre, passé une anse de caoutchouc dans laquelle est compris le grand sympathique gauche à la région cervicale. Ce lapin a eu pendant l'opération un accès dyspnéique qui a failli le tuer.

Le 26 à 9 heures 3/4 du matin, sa température était de 38 degrés 8 dixièmes et le 29 à 11 heures du matin, 40 degrès 1 dixième, il avait maigri.

Mort dans la nuit du 4 au 5 novembre.

Autopsie à 2 heures de l'après-midi — amaigrissement considérable cœur décoloré ; oreillette droite distendue par sang noir coagulé ; cœur gauche en systole.

Sécheresse des plèvres et de toutes les cavités, caillots dans toutes les veines, sang poisseux, poumon retracté.

Le foie est gros, décoloré; dans la partie inférieure il est piqueté de brun rougeâtre et pèse 80 grammes, sang noir coagulé, dans l'artére hépatique ; vésicule biliaire distendue, rate très développée.

Le deodenum est plein d'une purée verte moyennement liquide, le reste de l'intestin peu rétracté contient un liquide jaune, avec des mucosités blanches; ils sont poisseux, les crottins ramolis.

Reins décolorés, capsules surrénales très développées, sang noir et un peu plus fluide dans les veines et artères de la partie inférieure du corps, toutefois il y a des caillots.

Vessie moyennement remplie de liquide citrin.

Examen microscopique. — Le sang du cœur montre les globules rouges ramollis s'agglutinant les uns aux autres avec plaque de dissolution.

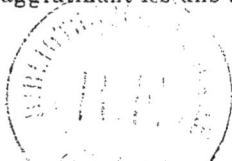

Les globules sont ramollis ; il y a des plaques de dissolution d'hémoglobine.

— Ligature du nerf grand sympathique dans la région cervicale gauche, le 24 octobre, à 4 heures 1/2 du soir.

Température le 26, à 11 heures du matin, 40 degrés 1 dixième.

Diarrhée très forte, liquide riziforme ; température, le 27 à 11 heures 3/4 du matin, 40 degrés.

Mort le 29, à 8 heures du matin, avec des convulsions ; il est très émacié.

Autopsie. — Sécheresse absolue des plèvres, du péricarde et du péritoine qui est poisseux. Injection du mésentère, pas de crottin, dans les intestins, contenu intestinal absolument liquide et séreux, l'intestin grêle est extrêmement retracté et présente une double invagination ; foie très brun et granuleux, diminué de volume ; vésicule biliaire distendue par bile noire, veine cave ascendante gorgée de sang noir, oreillettes distendues, gorgées de sang diffluent et poisseux, ventricule gauche retracté vessie vide.

Microscope, on trouve des plaques de ramollissement d'hémoglobine dans le sang du cœur, elles sont généralisées dans celui du foie ; il coule en lave sur certains points.

(5° Anse fil sur le nerf dépresseur du cœur dans la région cervicale.)

Ligature du nerf depresseur du cœur et grand sympathique du côté gauche, à la partie moyenne de la région cervicale, le 24 octobre, à 4 heures 3/4 de l'après-midi, avec fil.

Température le 26, à 11 heures du matin : 41 degrés 1 dixième; le 27, à 9 heures 3/4 du matin, 39 degrés 6 dixièmes; ce jour, à 11 heures du matin, il pousse des cris perçants, se couche sur le côté, dyspnée et mort à midi et demi.

Autopsie, à 5 heures de l'après-midi. — Péricardite, cœur droit en diastole, sang coagulé dans le ventricule et l'oreillette droite; la gauche est vide de même que le ventricule.

Un peu de congestion hypostatique de la base des deux poummons, ; foie faiblement injecté et un peu lobulé, vésicule très distendue par de la bile verte ; très forte injection du mésentère et de l'intestin grêle.

Le contenu des intestins est fluide, peu de crottins ramollis, le contenu duodénal est séreux, intestin grêle retracté, contient un liquide séreux, la vessie est vide, le fil de la ligature est désorganisé, phlegmon supuré dans la région cervicale. (4)

Toutes ces expériences, dans lesquelles nous avons varié l'action sur les vaso-moteurs viscéraux, nous ont conduits à des résultats constants; mais, ce sont certainement les ligatures qui ont porté sur le pneumogastique, gauche et le grand sympathique à la région cervicale gauche et sur les branches afférentes au ganglion semilunaire du même côté qui ont produit les lésions offrant le plus de similitude avec le choléra, ces lésions symptomatiques et anatomo-pathologiques sont :

1° Accélération et affaiblissement du cœur qui meurt en diastole, quand on lie le pneumo-gastrique soit au-dessus soit au-dessous des nerfs cardiaques — et en systole du coté gauche et légère diastole à droite quand on lie le grand sympathique.

2° Sang contenant très peu de sérum et formant, après la ligature du pneumo-gastrique, de gros caillots qui emplissent les oreillettes, le ventricule droit, les veines, plus fluide dans les artères; comme chez les cholériques, ces vaisseaux contiennent de minces caillots. Pendant la vie, la circulation capillaire se fait avec une extrême lenteur ;

3° Dilatation des vaisseaux du mésentère et de l'intestin. Souvent piqueté hémorrhagique sous-muqueux et dans plusieurs cas hémorrhagie intestinale.

4. Contenu intestinal *très-liquide* abondant, séreux, et le plus souvent riziforme, d'autres fois coloré par la bile et renfermant du mucus. — Très-peu ou pas de crottins durs (2).

(1) Toutes les fois que, dans nos expériences sur la région cervicale, nous avons employé un fil susceptible d'être résorbé, tous les symptômes que nous avons décrits ainsi que les altérations hématiques disparaissaient avec la résorption du fil.

(2) M. le professeur Cayol de Poncy, qui a bien voulu nous prêter son savant concours avec un empressement dont nous ne saurions faire

L'intestin est comme le cœur un peu relâché et distendu après la ligature du pneumo-gastrique ; il est, au contraire, rétracté et même parfois coarcté avec des invaginations multiples après la ligature du grand sympathique.

5. Foie diminué d'ordinaire de poids et de volume, laissant apparaître le réseau cellulo-vasculaire péri-lobulaire.

6. Vésicule biliaire presque toujours distendue par une bile qui paraît normale si la mort est prompte, mais qui s'altère, devient transparente ou sanguinolente si l'animal résiste longtemps (1).

7. Vessie ordinairement vide ou contenant peu d'urine souvent trouble.

8. Dessèchement parfois extrême des cavités séreuses, des muscles, du tissu cellulaire.

9. Lorsque la vie se prolonge, le sang prend une coloration brune, devient poisseux et offre même pendant la vie de l'animal, le ramollissement des globules et les plaques de dissolution de l'hémoglobine.

---

trop d'éloges, a trouvé dans le contenu duodénal d'un chien qui avait subi cette opération :

Contenu duodénal du chien.
Caséine. 0.48
Albuminé. 0.31
Présence du chlorure de potassium.

Contenu intestinal de cholériques.
Albumine. ⎫
Caséine. . ⎭ non dosées

Dans le contenu duodénal d'un lapin de la même série, il a trouvé :

Caséine 0.35
Albumine 0.30
Présence du chlorure de potassium.

On sait que les sels de soude, mais surtout ceux de potasse, diminuent dans le sang des cholériques.

(1) L'analyse de la bile faite par le même professeur a donné les résultats suivants :

Bile de cholérique.
Résidu. 2.21
Cholestérine et acides
gras 0.007
Acide biliaire 1.300

Bile de chien (opéré).
Résidu 4.08
Cholestérine et acides
gras . . . . : . . . 0.154
Acide biliaire. 3.10
Mucus 0.601

10. C'est la constance de ces accidents qui, à nos yeux, donne le cachet et l'épithète de *cholériforme* a toutes les maladies qui produisent des phénomènes vaso-paralytiques dans les dépendances du plexus solaire telles que : certaines entérites, métrites, coliques hépatiques ou néphrétiques, la péritonite, la hernie étranglée. C'est encore pour cette raison que l'épidémie sévit avec tant de violence dans les asiles d'aliénés et qu'elle y frappe surtout les paralytiques, les gâteux et les déments (la mortalité a été cette année de 1/2 0/0 en ville et de 5 0/0 à l'asile de Marseille.)

11. C'est encore cette interprétation qui rend compte des formes diverses de la maladie : *spasmodique* (dyspnée tantôt laryngée tantôt thoracique.) — *gastro intestinale* ou *sudorale* ; *assystolique, sidérante* ou *foudroyànte* — suivant que prédominent les troubles du grand sympathique ou du pneumo-gastrique,

12 C'est encore cette interprétation qui explique pourquoi le traitement qui donne les résultats les moins mauvais est non pas l'antiseptique mais bien le nevrosthénique.

En conséquence, nous sommes conduits à regarder les lésions anatomo-pathologiques du choléra — *y compris les lésions globulaires* — comme dépendantes uniquement de troubles de l'innervation cardio-vasculaire. Ces troubles sont, d'après nous, le résultat direct d'une perturbation du système nerveux qui amène l'insuffisance fonctionnelle du cœur, la dilatation paralytique des dépendances du système Porte, la secrétion intestinale et l'ischemie générale.

Il semble donc résulter de nos expériences que la théorie nerveuse du choléra est celle qui rend le mieux compte de sa physiologie pathologique.

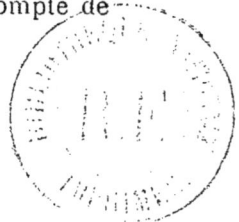

Marseille. — Typ. et Lith. Barlatier-Feissat, rue Venture, 19.

www.ingramcontent.com/pod-product-compliance
Lightning Source LLC
Chambersburg PA
CBHW060534200326
41520CB00017B/5237